I0076370

DE

L'ACTION DE L'AIR

SUR LES PLAIES

ÉTUDE CRITIQUE

PAR

Le Dᵣ J. CHAUVEL

MÉDECIN-MAJOR DE 1ʳᵉ CLASSE, AGRÉGÉ LIBRE DU VAL-DE-GRACE ;
Lauréat de l'Académie de médecine et de la Société
de chirurgie.

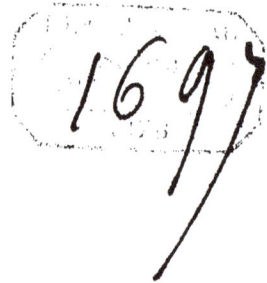

BIBLIOTHÈQUE NATIONALE R.F. IMPRIMÉS

PARIS

LIBRAIRIE DE LA MÉDECINE, DE LA CHIRURGIE ET DE LA PHARMACIE MILITAIRES

VICTOR ROZIER, ÉDITEUR,

75, RUE DE VAUGIRARD, 75,

près la rue de Rennes.

1878

DE

L'ACTION DE L'AIR

SUR LES PLAIES

Avant d'aborder l'exposition des théories successivement proposées, pour expliquer l'action de l'air sur les plaies, une première question se présente :

L'air exerce-t-il sur les solutions de continuité une action évidente, incontestable? Sans hésiter, je réponds par l'affirmative. Si quelques chirurgiens, Sennert (*Sennerto Dianele-Praticæ medicinæ*, lib. V, pars iv, chap. 9, 1652), John Bell (*Traité des plaies*, traduit par Estor, Paris, 1825), et plus près de nous, Malgaigne, Velpeau, Follin, ont à peu près complétement nié cette influence; tous, aujourd'hui, nous paraissent d'accord pour l'admettre, au moins à un certain degré. Chaque jour l'observation clinique la démontre, et elle nous enseigne en même temps que cette influence est nuisible, que le contact de l'air, pour peu qu'il soit de longue durée, retarde ou arrête le travail de cicatrisation.

Mais l'air atmosphérique n'est pas un corps simple, un fluide toujours identique à lui-même, doué de qualités inaltérables et de propriétés constantes.

L'analyse chimique a démontré sa composition complexe

et y dévoile, dans des conditions variées, l'existence de substances diverses, plus ou moins intimement mélangées avec lui. L'examen microscopique y fait reconnaître la présence constante de myriades de particules solides, minérales et organiques, variables en quantité comme en nature, suivant les lieux où il a été puisé.

Nous avons donc à considérer :

1° Les qualités physiques de l'air : température, humidité, pression, agitation, état électrique, etc.

2° L'action de ses composants chimiques ; soit normaux : oxygène, azote, acide carbonique ; soit accidentels : ammoniaque, acide sulfhydrique, etc.

3° L'influence des corpuscules solides, minéraux ou organiques qu'il entraîne avec lui et qu'il dépose, sous forme de poussières, à la surface des plaies.

Nous avons à étudier son action, non-seulement sur les tissus divisés, sains ou enflammés, mais plus encore sur les liquides que les plaies sécrètent toujours en abondance, et qui ne tardent pas à s'altérer, lorsqu'ils sont exposés à l'air.

Les diverses théories successivement proposées pour rendre compte de l'action de l'air sur les plaies peuvent se diviser en trois grandes classes, suivant que les auteurs ont mis en cause les propriétés physiques, chimiques ou vitales de l'atmosphère. Ce dernier terme demande explication. Nous entendons par théories vitalistes celles qui attribuent l'action de l'air aux corpuscules organisés : végétaux ou animaux, germes, spores, en suspension dans le fluide aérien.

I. — *Théories physiques.*

Ignorants de la composition de l'air qu'ils considéraient comme un des éléments simples, les anciens ont dû forcément chercher les causes de son action nocive dans les qualités physiques de température, d'agitation, d'humidité ou de sécheresse ; les seules qu'il leur fût possible d'apprécier.

Pour nombre de chirurgiens (Garengeot, Ravaton, Pibrac, Aitken, A. Monro, Ledran, Hunter, etc.), l'air est tout simplement un *irritant* des plaies. Ils constatent le fait, mais ne cherchent pas à l'expliquer.

Pour d'autres, son influence serait purement mécanique, comme l'influence de tout corps étranger mis en contact avec des tissus sensibles et dépourvus de leur protection naturelle. A cette opinion, se rattachent, Guillemeau, dans sa division de l'air en grossier et subtil, Magatus, Laflize, Hévin, Lombard, etc., et, plus près de nous, Delpech, Boyer, Sanson, Gerdy, Dupuytren, S. Cooper, etc.

Quelques auteurs, au contraire, semblent disposés à nier cette action irritante de l'air, ou du moins à ne l'admettre que dans de certaines limites, et seulement lorsque son contact est suffisamment prolongé. Telle est la doctrine défendue par A. Boyer, Gosselin (1851), Vidal de Cassis, etc. Burow est peut-être le seul qui considère l'influence de l'air comme favorisant au plus haut degré le travail de cicatrisation.

Mais, en supposant que le contact momentané de l'air n'exerce aucune action nuisible, en est-il de même lorsque

cet air est incessamment renouvelé, et que ses couches suc-
cessives viennent, pour ainsi dire, balayer la surface des
plaies? Non; il serait alors un agent d'irritation et même
une cause d'inflammation suppurative. Tous, aujourd'hui,
sont d'accord sur ce point.

Altitudes. — L'influence de la pression atmosphérique sur
la marche des solutions de continuité ne semble pas avoir
attiré l'attention des observateurs. Saucerotte et Didelot
avancent que, dans les pays de montagnes, où l'air est plus
subtil et plus pur, les plaies sont très-sujettes aux hémorrha-
gies. Que la diminution rapide de la pression atmosphérique, sur un point limité de la surface du corps ou sur le
corps tout entier, détermine un afflux sanguin vers les parties extérieures; c'est un fait bien connu, depuis longtemps
signalé et hors de toute discussion. Mais, chez les hommes et
les animaux qui habitent à des altitudes élevées, la marche
et la durée du travail de cicatrisation ne présentent probablement, si l'on en juge par le silence des écrivains, aucune
particularité. Nos distingués camarades qui, pendant la
campagne du Mexique, ont pu suivre la marche des lésions
traumatiques dans des localités où la pression barométrique
est bien inférieure à celle de notre pays, n'eussent certes
pas négligé de signaler l'influence des altitudes élevées,
si quelque phénomène spécial s'était offert à leurs observations.

Nous en dirons autant de l'action de l'air condensé, dont
l'influence étudiée avec soin sous d'autres rapports, nous

semble avoir été complétement mise en oubli, au point de vue de la cicatrisation.

Température. — Rien de plus variable, suivant les climats, les saisons, les localités, que la température de l'atmosphère; rien aussi qui soit plus frappant et plus facile à constater.

Depuis les temps les plus reculés, l'action nuisible de l'air sur les plaies a été attribuée au froid. Ce n'est que dans les pays tropicaux, et bien rarement encore, que la température de l'air extérieur atteint ou dépasse la température normale du corps. Constamment, dans nos climats tempérés, l'impression du *froid* est la première sensation que nous éprouvons lorsque les parties se trouvent au contact de l'air.

Avec Hippocrate, Galien, Guy de Chanliac, Guillemeau, Tagault, Belloste, etc., les chirurgiens du siècle dernier; Sharp, Chirac, Sue le jeune, Camper, Lombard, Saucerotte, Lecat, Hévin, ont considéré l'action nocive de l'air comme le résultat de sa basse température. Plus près de nous, Bancel, Ollivier, Sanson, A. Boyer, Dupuytren, Gerdy, Bouvier, Blanc, Rochard, etc., ont également tenu compte de cette impression désagréable, sans y attacher la même importance que les anciens.

Cette action du froid, lorsqu'elle est modérée, semble s'exercer surtout par l'excitation des filets nerveux mis à nu, excitation qui se traduit par de la douleur. Ce n'est pas d'aujourd'hui que la souffrance causée par l'impression du froid sur les plaies exposées a été signalée et reconnue.

Le froid crispe les fibres des tissus, il les contracte et les raccornit; il est anti-hémorrhagique et produit le resserrement des petits vaisseaux et la coagulation du sang et des humeurs. En hiver, les plaies guérissent difficilement. Les moindres écorchures des doigts ou de la main persistent pendant des semaines; la réunion immédiate ne réussit qu'exceptionnellement.

La chaleur, au contraire, a presque, de tout temps, été considérée comme favorable à la cicatrisation. Dans les pays tropicaux, les solutions de continuité guérissent avec une très-grande rapidité.

Hippocrate, Galien, Guy de Chauliac, Magatus, A. Paré, etc., conseillent l'emploi de réchauds, de fers chauffés au feu pour élever la température de l'air ambiant pendant le pansement des plaies de tête. Faure préconise la cautérisation objective, les bains de soleil, dans le traitement des plaies et des ulcères rebelles, et Guyot fait de l'application de l'air chaud à la curation des plaies une méthode spéciale, l'*incubation* à laquelle on doit quelques rares succès. D. Larrey, Baudes et tous les chirurgiens qui ont pratiqué dans les pays chauds, nous ont laissé le récit de guérisons surprenantes par leur rapidité.

Plus encore que le froid et la chaleur, les variations brusques de la température exercent sur la marche des plaies une action manifeste. Galien, Celse, Tagault, A. Paré, Lombard, Laflize, etc., parmi les anciens; Ollivier, Sanson, Dupuytren, Bertherand, Bouvier, Blanc, parmi les modernes, et, tout récemment encore, le professeur Gosselin, ont considéré cette influence comme des plus nuisibles à la cicatrisation. Tous reconnaissent que ces brusques transitions de température du milieu ambiant, probablement par l'irritation des filets nerveux, sont une des causes les mieux démontrées du développement du tétanos traumatique. D. Larrey avait particulièrement signalé ce fait, après les désastreuses batailles d'Eylau et de Wagram, et la guerre de 1870-1871 ne nous a que trop souvent fourni l'occasion de le constater de nouveau.

C'est également par l'influence de la température atmosphérique que s'explique et se comprend l'action si constante des climats et des saisons sur la marche des solutions de continuité ; en hiver et dans les pays froids, les plaies sont plus longues à guérir, la suppuration plus abondante et de plus longue durée.

Humidité. — L'air est constamment chargé d'une certaine quantité d'eau. Lorsque l'état hygrométrique de l'air se maintient dans une moyenne convenable, l'influence de cet agent ne paraît pas sensiblement modifiée par ces légères variations.

La sécheresse de l'air a été considérée par Galien, A. de la Croix, Col de Villars, Heister, Laflize, Saucerotte, Gerdy, etc., comme très-nuisible pour les plaies. D'après Lefort, l'air produirait une altération de la lymphe plastique, par la condensation et le desséchement de ce liquide à la surface des tissus exposés. Cette action nocive de l'air sec ne nous paraît pas démontrée ; les faits, au contraire, et l'observation journalière permettent de lui attribuer une influence favorable. La méthode sous-crustacée, en desséchant la surface des plaies, a donné de bons résultats entre les mains de Bouisson.

Quelques chirurgiens, parmi lesquels Lombard, Conral, Dupuytren, Bertherand, ont fait jouer un rôle plus important à l'humidité excessive de l'atmosphère. Il faut reconnaître, du reste, que ces actions de température et d'humidité se trouvent fort rarement isolées. De l'un comme de l'autre côté, les conditions extrêmes sont les plus défavorables. Le froid, irritant par lui-même, devient plus irritant encore, s'il s'unit à une grande sécheresse de l'air. La chaleur, favorable à la cicatrisation, quand elle se joint à une sécheresse modérée de l'atmosphère, devient nuisible, au contraire, si elle s'unit à une humidité excessive. Mais pendant que le froid agit plus spécialement sur les tissus exposés, qu'il irrite et enflamme, la chaleur humide s'attaque surtout aux humeurs répandues à la surface des plaies, en activant leur décomposition putride. Ainsi agit également l'état électrique de l'atmosphère, favorable aux altérations des liquides.

L'influence spéciale que peut exercer sur les plaies l'ozone ou oxygène électrisé, rentre probablement dans les modifications chimiques; mais, jusqu'à ce jour, aucune étude spéciale de l'action de cet agent ne paraît avoir été entreprise.

Telles sont les doctrines qui ont tenu le premier rang en chirurgie, touchant l'action de l'air sur les plaies, avant

que la chimie eût démontré la nature complexe de ce ·
fluide.

Ces doctrines n'étaient, le plus souvent, aucunement
exclusives. Les conditions de température et d'humidité de
l'atmosphère, qui sont les plus faciles à apprécier, devaient,
dans l'esprit des anciens, jouer le principal rôle; mais toutes
étaient invoquées à la fois, pour expliquer l'influence de
l'air sur la marche des solutions de continuité. Que cette
action se fît sentir sur la plaie elle-même, sur les tissus
exposés ou sur les liquides sécrétés; qu'elle s'adressât à la
lésion locale ou à l'économie tout entière, on ne cherchait
pas à élucider ces questions.

Avant de quitter les anciens, il est de notre devoir de
signaler quelques théories, intéressantes pour une époque
où la nature de l'air et de ses altérations ne pouvait être
que soupçonnée. Paracelse nous paraît le premier auteur
qui ait envisagé l'air atmosphérique comme un agent de
corruption. Sans doute, sa théorie du combat des éléments
minéraux internes et externes, émise dans un langage aussi
obscur que pompeux et emphatique, ne nous semblerait
plus de mise aujourd'hui; mais il signale le premier l'analogie de l'oxydation du fer, de la pourriture des fruits et de
la putréfaction des tissus animaux; et cette observation pré-
cède de deux siècles la découverte de la composition chimique de l'air. Cette conception, il est vrai, n'est qu'un éclair
de génie, au milieu d'un ennuyeux fatras de théories et de
divagations, mais nous la préférons encore aux grands mots
sans valeur, si chers aux classiques de son temps.

A. Paré attire l'attention des chirurgiens sur la viciation de l'air, qui résulte de l'encombrement des blessés. Il la signale comme la cause d'altérations graves des plaies et d'accidents souvent mortels. Nous nous étonnons aujourd'hui que les anciens aient complétement passé sous silence ces affections si fréquentes et si terribles qui nous semblent l'accompagnement obligé des grandes réunions de blessés. Les guerres étaient fréquentes à ces époques, plus peut-être que de nos jours, et, sans doute, elles ne se terminaient pas sans victimes. Pourquoi ce silence? Ces accidents étaient-ils méconnus par suite de la nature des plaies, du mode de pansement, ou par suite de la disparition des blessés achevés par le vainqueur ou abandonnés sans secours? La chose nous semble peu probable, quoi qu'en aient dit certains auteurs. Nous sommes plus disposés à croire que les chirurgiens n'avaient pas reconnu le rapport de cause à effet que nous admettons, aujourd'hui, entre le traumatisme local et les accidents généraux; nous y sommes d'autant plus disposé que ce rapport semble avoir échappé à notre Paré lui-même, tout porté à accuser de ces accidents une constitution épidémiale, ou une viciation de l'air, d'origine inconnue.

Mais désormais l'attention était éveillée, et Sennert, qui nie presque complétement toute action de l'air sur les plaies, reconnaît au contraire une influence des plus nuisibles aux vapeurs putrides dont l'air peut être chargé.

Marchant sur les traces de Paracelse, Belloste reconnaît dans l'air des corpuscules salins âcres et dissolvants qui

agissent sur les tissus par les pointes déchirantes de leurs
particules acides, mais aussi par une sorte de fermentation
développée sous l'influence de leur acidité âcre et gluante
(cette acidité qui s'attaque au fer pour le transformer en
rouille), et des atomes chargés de matière putride. La théorie
de Belloste est de beaucoup la plus complète que nous ayons
rencontrée jusqu'ici. La part faite à l'action physique ou
mécanique de l'air y est peu considérable ; mais, en revanche,
nous y voyons poindre en germe les doctrines d'oxydation, de putridité et de fermentation, qui ont pris une si
large place dans la science, en des temps plus rapprochés.

Désormais, l'idée de viciation et de putridité de l'air est
entrée dans les esprits, et, sans qu'elle ait pris une signification précise, nous la voyons successivement invoquer par
Col de Villars, Van Swiéten, Heister, Sue, etc.

Quesnay rejette la théorie de l'acidité de l'air. Pour
lui, cet agent exerce son influence nuisible sur les liquides,
les sécrétions des plaies. Le pus corrompu est l'unique cause
des accidents d'infection, et cette décomposition du pus ne
se produit guère que par l'action d'un air doué de qualités
étrangères ou accidentelles.

Champeaux est plus explicite encore. L'air n'est jamais
pur, par cela seul, il est nuisible. Si l'air vicié possède la
double qualité de contagion, contagion de pourriture et
contagion de fermentation, c'est parce qu'il est constamment
le véhicule de semences, d'œufs, qu'il dépose à la surface
des plaies exposées, et dont le développement amène leurs
altérations morbides. N'est-ce pas là, en vérité, une con-

ception première de la théorie des germes, conception gros-
sière, sans doute, car les instruments d'examen sont encore
imparfaits, et Champeaux ne parle pas d'organismes infiniment petits, mais de semences et d'œufs visibles à l'œil nu ;
mais la doctrine ne diffère que sous ce rapport des théories
en honneur aujourd'hui.

Malheureusement la voie ainsi tracée ne fut pas longtemps suivie, et les mots de putridité, d'impuretés, d'exha-
laisons, de miasmes, reprennent, pour les successeurs de
Champeaux, la même signification peu précise qu'on leur
donnait auparavant.

II. — *Théories chimiques.*

Paracelse et Belloste en sont les précurseurs, ainsi que
nous venons de le faire remarquer, à une époque où la composition de l'air était à peine entrevue. Une ère nouvelle
commence avec les progrès de la chimie. A peine séparés
les uns des autres, les gaz qui entrent dans la composition
normale de l'air atmosphérique deviennent l'objet d'intéressantes études, reprises avec plus de soin de nos jours.

L'air est essentiellement un mélange de deux corps
simples, de deux gaz, l'oxygène et l'azote, en proportions
très-peu variables, si l'on ne considère que l'atmosphère ordinaire. Mais ces proportions peuvent être modifiées d'une
façon très-appréciable, dans certaines circonstances que
nous aurons à étudier. On trouve également, dans l'air
normal, une certaine quantité de vapeur d'eau, de l'acide

carbonique, de l'ammoniaque et des traces de quelques autres substances.

Les premières expériences pratiquées, dès la fin du siècle dernier, par Percival, Dobson, Ewart, Beddoès, Ingenhouz, etc., démontrèrent que, pendant que l'acide carbonique jouit de propriétés anesthésiques et cicatrisantes, l'oxygène est un irritant énergique pour les tissus mis à nu, pour les plaies exposées à son contact. Si l'on plonge une partie du corps dépouillée de son épiderme, un doigt par exemple, dans un bain d'oxygène, on ressent une douleur intense et persistante, qui disparaît immédiatement dans un bain d'acide carbonique. Une inflammation violente de la plaie succède à l'action longtemps prolongée de l'oxygène.

La faible proportion d'acide carbonique, qui entre dans l'air atmosphérique, ne permet pas d'attribuer à ce gaz une influence qui, du reste, ainsi que nous venons de le dire, ne pourrait être que favorable aux plaies. Comme il paraissait démontré, d'un autre côté, que l'oxygène est un agent des plus actifs dans la décomposition des matières organiques, rien de plus naturel que de lui attribuer l'action pernicieuse que le contact de l'air exerce sur les solutions de continuité.

La théorie chimique de la putréfaction, qui fait jouer à l'oxygène le rôle le plus important dans les phénomènes de décomposition, présentée et soutenue par Gay-Lussac, fut immédiatement appliquée à l'organisme vivant.

B. Ball, Thompson, Conral, Bancel, Delpech, Boyer,

Gaspard, Magendie, Dupuytren, Gerdy, etc., se rattachent à cette opinion. Mais l'oxygène agit-il tout simplement comme un irritant ou bien, tout à la fois, comme un agent d'irritation locale et de putréfaction? J. Guérin, Bérard et Denonvilliers, Bertherand, Blanc, etc., considèrent ce gaz comme irritant pour les plaies.

Pour le plus grand nombre des chirurgiens, au contraire, l'oxygène est surtout un agent énergique de décomposition et de putréfaction. C'est là la théorie chimique pure, celle qui admet l'action nocive et putride de l'air agissant, par son oxygène, sur les éléments de la plaie, et plus encore sur les liquides incessamment versés à sa surface, et principalement sur le pus. Mais, indépendamment de cette influence nuisible, qui appartient à l'air normal, comment expliquer les apparitions des altérations locales des plaies : la pourriture d'hôpital, par exemple, sous forme épidémique et dans des conditions toujours analogues d'encombrement ou d'aération insuffisante. On se rejette sur l'existence, dans l'atmosphère viciée des hôpitaux, d'un miasme ou de miasmes de nature inconnue, résultats des émanations animales. Telle est la doctrine admise par Pouteau, Nahuys, Bancel, Delpech, Velpeau, Benoît, Bertherand, etc., et, de nos jours encore, par un très-grand nombre de chirurgiens.

L'observation avait appris que les accidents trop souvent mortels, qui viennent entraver la guérison des plaies, se montrent surtout dans les plaies profondes, anfractueuses, de fractures compliquées, de lésions articulaires, où le pus séjourne, s'accumule, se décompose et prend, au fond des foyers, une odeur infecte et des qualités irritantes locales. Mais, en même temps, la clinique faisait sauter aux yeux que ces accidents sont loin de présenter constamment le même cortége de symptômes et la même gravité. La putridité du pus admise par Delpech et Boyer, l'existence d'un poison putride de nature chimique entrevue par Gaspard et Magendie, ne pouvaient suffire à expliquer les phénomènes et les lésions anatomo-pathologiques, en apparence, si différentes; de l'infection putride et de l'infection purulente classique.

Pour cette dernière, les théories solidistes de la fin du siècle précédent étaient encore admises par un grand nombre de chirurgiens, avant que Velpeau, Dance, Sédillot, eussent cherché à démontrer l'introduction du pus en nature dans le torrent circulatoire. Pendant que Delpech faisait jouer à l'acide sulfhydrique le rôle prépondérant parmi les produits de la décomposition du pus à la surface des plaies exposées, A. Boyer attachait une importance plus considérable à la résorption des sels ammoniacaux (carbonate et sulfhydrate d'ammoniaque), qui se forment également dans la putréfaction. Cruvelhier et Bonnet semblent disposés également à attribuer à ces composés chimiques minéraux l'influence la plus active. Mais déjà quelques observateurs, trouvant insuffisantes les données que pouvait fournir la chimie, encore peu avancée, admettaient, avec Darcet, l'existence d'un agent, d'un poison putride inconnu, dont le mode d'action se rapprochait bien plus de celui des ferments que de celui d'un composé chimique défini. Issu de la décom-

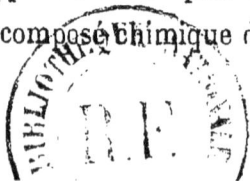

BIBLIOTHÈQUE B. F.

position du pus à la surface des plaies, sous l'influence de
l'oxygène de l'air, ce poison jouissait de la propriété de déterminer par sa présence la fermentation putride du sang.
C'était alors le règne des actions catalytiques; mais ici, le
fait constaté, force était d'avouer son ignorance sur la
nature intime de cet agent de la putréfaction. Bouillaud,
Bertherand, Valette, Renault, Bouley, Dechambre, Mattéi,
Wunderlich, Chassaignac, etc., se rattachent à cette théorie
ou mieux à cette explication.

Les expériences de Dumas et Persoz, qui avaient cru
trouver, dans l'acide cyanhydrique, l'agent toxique du
pus décomposé, ne tardèrent pas, en effet, à être controu-
vées.

Un fait d'observation journalière démontre, au reste,
que les accidents des plaies exposées n'acquièrent une fréquence redoutable et une réelle gravité que dans certaines
conditions. Les plaies simples des parties molles sont toujours moins dangereuses que les lésions des os, l'air de la
campagne est moins nuisible pour les solutions de continuité
que l'atmosphère hospitalière. Il est donc indispensable de
tenir compte, dans les explications, de la nature des lésions
traumatiques et des qualités spéciales du milieu où elles
évoluent.

Le professeur Gosselin, dès 1856, insistait sur la gravité
spéciale des plaies osseuses et se demandait si la décomposition de la moelle des os ne s'accompagne pas de la formation de produits plus actifs, plus toxiques, que ceux qui
naissent de la putréfaction du pus et des tissus mous. Il

revient encore sur cette idée en 1863 et la soutient de nouveau avec talent dans ses leçons de clinique chirurgicale
(1873).

Pour J. Guérin, l'action putride de l'air s'exerce principalement sur le sang épanché à la surface des plaies,
par conséquent à une période récente, pendant que Chassaignac, Boinet, Bouisson, Chalvet, Réveil, plus occupés des
accidents tardifs, portent davantage leur attention sur la
putréfaction des liquides sécrétés et, en particulier, du pus.

Mais si l'air agit uniquement par son oxygène pour déterminer la putréfaction des matières organiques, l'air des
campagnes doit se montrer sur les plaies tout aussi actif que
l'atmosphère empesté des hôpitaux. Cependant l'un est,
pour ainsi dire, indifférent ; l'autre, au contraire, doué de
propriétés redoutables. Là, les blessures les plus compliquées
guérissent sans aucun trouble ; ici, les plus légères sont
quelquefois mortelles, et l'analyse chimique ne rend pas
compte de ces faits.

Coûte que coûte, il faut bien admettre dans cet air vicié
l'existence d'un agent actif, d'un *miasme*, si l'on veut, qui
détermine des altérations des plaies et des humeurs sécré-
tées par elles, soit par contact direct avec leur surface
(A. Guérin), soit secondairement, par absorption pulmonaire, et en modifiant tout d'abord l'état général du sujet.
Wunderlich (1845) considère ce miasme comme un composé organique, volatil, analogue aux ferments, et non
comme un composé chimique défini, un véritable poison.
Ce miasme n'agit pas seulement dans les lésions trauma-

tiques communes ; transporté par l'air, il cause la fièvre puerpérale, en entraînant la décomposition putride de la plaie placentaire et des liquides qu'elle sécrète.

On sentait bien cependant qu'avant de se lancer ainsi dans le champ des hypothèses, il était indispensable de déterminer exactement l'action spéciale qu'exercent, sur les plaies, les composants chimiques de l'air atmosphérique à l'état d'isolement et de pureté. Ce travail, ébauché par les anciens, devait être repris avec les ressources plus grandes de l'expérimentation moderne. Déjà Sée et Dechambre avaient exposé des plaies dans une atmosphère d'hydrogène. Demarquay et Lecomte étudièrent successivement sous ce rapport l'action de l'azote, de l'oxygène et de l'acide carbonique.

Il résulte de leurs essais que l'azote est un gaz sans action, l'acide carbonique un cicatrisant énergique, l'oxygène, au contraire, un irritant des plaies sous-cutanées. Mais ces résultats expérimentaux ne faisaient que confirmer ce que l'on soupçonnait, ce que l'on admettait depuis longtemps déjà sur l'influence de ces gaz à l'état de pureté, et la question n'était pas plus résolue. Il paraissait seulement démontré, une fois de plus, que l'action active de l'air n'est pas uniquement la conséquence des décompositions de la matière organique résultant des influences chimiques de ses composants normaux. Rien donc d'étonnant que les auteurs qui s'occupent de cette question toujours débattue en viennent à attribuer à l'air atmosphérique, avec J. Guérin, Blanc, etc., une action complexe, physique, chimique et vitale.

La théorie chimique de l'action de l'air sur les plaies n'était pas morte cependant, et nous la voyons renaître avec les progrès de la chimie organique. Dans cette hypothèse, vaillamment défendue par le professeur Verneuil, tous les accidents infectieux des plaies, depuis la fièvre traumatique jusqu'à la septicémie aiguë, sont dus à l'introduction dans le sang d'un poison organique, la sepsine ou septine. Ce corps, isolé par Bergmann, résulte d'une action chimique encore inconnue, que l'air exerce sur les éléments anato- miques mis à nu. Exceptionnellement, il peut naître dans la profondeur des organes, par le contact de ces mêmes élé- ments avec divers produits de sécrétion. Inoculable, il com- munique au sang ses propriétés délétères; il est fixe, résiste à l'alcool. On peut le dessécher, le conserver, l'inoculer tar- divement avec succès. Richardson, en Angleterre, admet également l'existence de la septine, mais il avoue n'avoir jamais pu l'isoler; pendant que Zueller, de Berlin, affirme avoir obtenu, par la méthode de Stas, un véritable alcaloïde, que Panum désigne sous le nom de *sepsine*. C'est également à la théorie physico-chimique de la putridité que se rat- tachent le plus grand nombre des médecins anglais, dans la discussion savante que soulève, à la Société de Londres, un discours de Bastian sur la théorie des germes (1875). Cepen- dant l'existence de ce principe défini, de ce composé chi- mique, désigné sous les noms de sepsine, septine, pyine, peut être mise en doute, et les recherches les plus récentes n'ont pas permis de l'isoler.

Les expériences entreprises sur l'action de la leucine, de

la tyrosine et des autres substances organiques qui se produisent dans la décomposition des matières organiques, ne permettent pas d'admettre que les accidents putrides soient le résultat de l'introduction de ces composés chimiques dans la circulation.

En somme, les théories chimiques manquent jusqu'ici d'une base inattaquable, et il en sera de même tant que l'agent spécifique, dont on poursuit la recherche, n'aura pas été isolé, à l'état de composé nettement défini. Il est incontestable que la putréfaction des matières organiques à la surface des plaies donne naissance à des produits pyrogènes, à des substances dont l'introduction dans le sang détermine des accidents fébriles. Mais il n'est aucunement démontré que la putréfaction soit uniquement le résultat d'actions chimiques, et que d'autres agents n'interviennent pas dans la production des phénomènes de décomposition.

III. — *Théories vitalistes.*

Nous avons vu que depuis longtemps les chirurgiens faisaient jouer un grand rôle dans les accidents des plaies exposées à l'influence de l'air vicié des hôpitaux. Quelles sont donc ces viciations, et quelle est leur nature?

Belloste avait supposé que l'air est le véhicule d'atomes chargés de matières putrides. Champeaux, d'après les observations de Boyle, y admettait la présence de semences, d'œufs, qui viennent germer sur les plaies exposées; mais des recherches microscopiques sur la composition de l'air, et en particulier de l'air vicié, n'avaient pas été entreprises.

Longtemps on se servit du mot de *miasme* pour traduire cet état d'altération de l'atmosphère hospitalier, inconnu dans sa nature intime. Le mode d'action de cet agent morbifique, les circonstances dans lesquelles il se développe et se signale par ses terribles effets, le faisaient rapprocher de la nature des ferments. Mais la fermentation elle-même ne s'expliquait encore, au moins pour le plus grand nombre, que par des actions chimiques. L'*oxygène* était considéré comme l'agent indispensable de toute fermentation, et l'hypothèse d'actions catalytiques ne faisait que reculer la difficulté.

La théorie des fermentations, émise et défendue avec tant de talent et d'autorité par Pasteur, ouvre une voie nouvelle. La pathologie animée, renaissante et appuyée désormais sur des faits positifs, sur des expériences indiscutables, s'apprête à bouleverser toutes les notions admises sur l'étiologie morbide. Le miasme, agent inconnu jusque-là, se résout en organismes infiniment petits. Tous les accidents septicémiques et infectieux qui peuvent se montrer dans le cours des plaies exposées deviennent des maladies parasitaires, et résultent du développement de microphytes, de microzoaires, de spores ou de germes, déposés par l'air ambiant à la surface des solutions de continuité.

Mais cette invasion des micro-organismes dans la pathogénie d'affections fréquentes et graves, ne devait pas se faire sans discussion, et bien des points de la question, malgré d'innombrables recherches, sont encore obscurs aujourd'hui.

L'air dans lequel nous vivons, l'air que nous respirons, n'est jamais pur. L'expérience restée célèbre de Tyndall, démontre physiquement que l'air renferme constamment un grand nombre de particules solides en suspension. Ces particules constituent les poussières atmosphériques, et se déposent sur tous les objets. L'examen microscopique confirme également le fait démontré par le physicien anglais à l'aide de la lumière électrique.

Mais de quelle nature sont ces corpuscules flottants? Longtemps on les crut uniquement formés par des particules minérales, salines, inorganiques. On sait aujourd'hui que, si les matières minérales forment la partie la plus considérable de ces poussières, on y trouve également des particules organiques; des corps organisés, spores de végétaux, germes d'infusoires, et même des organismes complets. Mais sur le nombre, la proportion relative des germes, sur leur nature plus encore, le désaccord commence.

Jusqu'aux travaux de Pasteur, l'existence constante des micro-organismes avait été soupçonnée, entrevue, mais elle n'avait pas été démontrée. Pour lui, les germes sont constants dans l'atmosphère; on les trouve partout, en proportion variable il est vrai, mais toujours nombreux, et appartenant à un grand nombre d'espèces différentes de microphytes et de microzoaires. Ils abondent dans l'air des lieux habités, sont plus rares sur les points élevés et dans les endroits déserts.

Chalvet, Eiselt de Prague, ont reconnu dans l'air des salles d'hôpitaux, outre les germes des micro-organismes, des globules de pus, des cellules épithéliales, et divers débris organiques provenant indubitablement des malades.

La plupart des observateurs sont d'accord avec Pasteur sur la multiplicité des germes et des spores que renferme l'atmosphère. Angus Smith les compte par milliers dans l'air de Manchester; Samuelson, Billroth constatent leur grand nombre; Nepveu les retrouve dans l'eau de lavage des murs d'une salle de la Pitié; Beale les voit partout et dans tout.

Nous trouvons cependant quelques contradicteurs. Bonnet nie presque complétement leur présence, et Rindfleisch les juge très-peu nombreux. Donglas Cunningham, de ses recherches attentives, faites à Calcutta, conclut que les germes d'infusoires et les bactéries sont rares dans l'atmosphère; que les spores vivantes y abondent, mais qu'on y rencontre surtout des myriades de particules organiques de très-petite dimension et de nature indéterminée.

La présence de germes ou spores dans l'air normal, et plus encore dans l'air vicié des salles de malades, des casernes, etc., est un fait actuellement hors de discussion; mais le nombre de ces corpuscules organisés, vivants, est, semble-t-il, beaucoup moins considérable qu'on ne l'avait cru tout d'abord, surtout dans l'air non confiné.

Schrœder et Dusch avaient, les premiers, démontré que l'air purifié, en traversant une couche de ouate, devient incapable de déterminer la putréfaction des matières organiques. Ces expériences, qui confirmaient la doctrine émise par Schwann sur la nature des fermentations, n'eurent aucun

retentissement. L'attention du monde savant ne fut réelle-
ment éveillée que du jour où Pasteur communiqua à l'Insti-
tut de France ses recherches sur la nature des fermentations.
Toute fermentation résulte de l'action d'organismes vivants :
telle est la loi générale posée par Pasteur. Nous n'avons pas
à la discuter ici. S'il s'agit de la putréfaction ou mieux de la
fermentation putride, les germes-ferments sont empruntés
à l'air atmosphérique qui les dépose à la surface des matières organiques. Les micro-organismes qu'on rencontre
dans les liquides putrides avaient été, depuis longtemps,
reconnus par Lewenhœck, Spallanzani, Adet de Rose-
ville, etc. Lebert avait constaté leur présence dans le pus.
Les désignations nombreuses qu'ils ont reçues des auteurs, vibrions, bactéries, coccos, micrococcos, coccobactéries, etc., montrent que leur nature est assez difficile à
déterminer.

Nous avons vu, tout à l'heure, que les germes de ces
organismes microscopiques, et que les organismes eux-
mêmes se rencontrent dans l'air atmosphérique, d'une
façon constante. Mais quelle est exactement leur nature? Il
semble admis généralement aujourd'hui que les vibrions et
les bactéries appartiennent au règne végétal. Ce sont des
microphytes et non des microzoaires, et leurs germes sont
des spores et non des œufs d'infusoires.

Pasteur avait reconnu deux espèces distinctes de ces
organismes : les uns, *aérobies*, ont besoin, pour se dévelop-
per, de la présence de l'oxygène libre ; les seconds, *anaérobies*, se multiplient, au contraire, en dehors de la présence

de ce gaz. Ceux-ci sont les véritables ferments. Cependant leur action ne serait pas aussi exclusive qu'il l'avait d'abord supposé. Les *anaérobies* peuvent vivre au contact de l'oxygène, mais ils perdent alors leur qualité de ferments, pendant que les *aérobies*, placés dans un milieu non oxygéné, s'y développent, cependant, et acquièrent, dans ces nouvelles conditions, la propriété des ferments. La fermentation serait donc la vie sans oxygène libre.

D'après Béchamp, tous ces organismes viennent du développement de germes ou d'éléments primitifs qu'il désigne sous le nom de *microzymas*, mais dont il n'explique ni la nature, ni l'origine première. Ces éléments primitifs répondent assez bien aux corpuscules que Bastian et Donglas Cunningham désignent sous le nom de granulations moléculaires, que Beale considère comme les germes des bactéries, et Stricker comme des corps protoplasmiques incolores sans caractères organiques.

Selon Polatebnow, ces germes ne sont que des spores de fungus, et non des organismes indépendants. Hollis, C. Robin, Billroth, Nepveu, les considèrent également comme des spores végétales et les rattachent : Robin, au genre leptothrix, et Billroth aux algues, famille des oscillariées.

Tout en acceptant cette opinion sur la nature végétale des bactéries, vibrions, coccobactéries, micrococcos, etc.; nous devons ajouter que, pour nombre de bons esprits, la question ne semble pas définitivement jugée dans ce sens.

Ces spores, germes, vibrions ou bactéries ne se rencontrent pas seulement dans l'air atmosphérique. On les trou-

verait également dans l'eau, la terre; dans les humeurs,
dans le pus des plaies et même dans tous nos tissus et dans
le sang normal, d'après certains observateurs. La solution
de ce problème est de la plus grande importance, au point
de vue de l'action spéciale de l'air sur les plaies exposées,
car, s'il était démontré que ces organismes inférieurs existent partout et notamment dans le corps humain, soit à l'état
de germes, soit à l'état de complet développement, il de-
viendrait bien difficile de les accuser de produire la fermentation putride et les accidents dont elle est la source.

Une autre question également importante est celle de la
spécificité de ces organismes. Nous aurons à l'examiner tout
à l'heure.

Il est actuellement hors de doute que les bactéries, vibrions, etc., se rencontrent, non-seulement dans l'atmosphère : l'eau, la terre, dans le pain (Coulier) et tous nos ali-
ments, mais aussi dans le tube digestif et les humeurs qu'il
sécrète ou les liquides qui le baignent; à la surface du
corps, dans les canaux aériens et les voies génitales, au
moins chez la femme; en un mot, partout où pénètre l'air
atmosphérique. D'après Tyndall, l'air expiré serait physiquement pur, complétement dépouillé de ces germes qui,
sans doute, restent accolés aux parois des tubes aériens et
sont rejetés avec les mucosités bronchiques. S'il n'en était
ainsi, en effet, il semble que le poumon ne tarderait pas à
devenir un épouvantable foyer de putréfaction, par l'accumulation incessante et progressive de myriades de germes.

Jusqu'ici, rien de contradictoire à la théorie des germes

atmosphériques. Mais, ainsi que l'admet Pasteur, l'organisme sain leur est-il complétement et absolument fermé?
N'existent-ils, ces organismes, ni à l'état de complet développement, ni à l'état de spores, dans les tissus sains, et, en
particulier, dans le sang normal?

La présence de bactéries dans le sang vivant et normal,
ainsi que dans les tissus sains, est admise par Grünn et par
Lüders. Ce dernier, toutefois, dit n'avoir rencontré que
des bactéries ou vibrions immobiles (*ruhende Vibrionen*).
Au contraire, Rindfleisch et le professeur Vulpian sont
arrivés, par l'observation, à des conclusions opposées. Mais
Hensen, Tiégel, Billroth, Béale, Béchamp, admettent que
le sang et les tissus normaux contiennent toujours des
germes de bactéries, des granulations, microzymas, hémo-
coccos, qui, sous des influences spéciales et dans des conditions particulières de l'économie, acquièrent leur complet
développement, en dehors de tout transport de germes provenant de l'air extérieur. Cette question si délicate doit
rester en suspens jusqu'au moment où les caractères de ces
organismes seront déterminés avec assez de précision pour
rendre impossible toute discussion sur la valeur des observations.

Un fait mieux démontré est l'existence de bactéries dans
les matières organiques décomposées au contact de l'air.
Ce serait à l'action spéciale de ces organismes qu'est dû le
développement de la putréfaction dans la théorie de Pasteur,
et lorsque l'air est privé, par le filtrage, de ces germes et
des particules qu'il tient en suspension, il reste complé-

tement inactif. Pendant des années, on peut conserver intactes, dans des flacons à col recourbé, des matières organiques qui, exposées au contact direct de l'atmosphère, s'altèrent avec une excessive rapidité. Le fait est incontestable, quelle que soit l'explication qu'on en donne.

L'existence des bactéries et des vibrions dans le pus des plaies exposées, dans le pus altéré à l'air, est un fait nécessaire dans la théorie des germes. Cependant l'observation montre que le pus sain contient peu de micro-organismes. Le pus fétide en renferme bien davantage ; mais leur nombre n'est pas en rapport avec le degré d'avancement de la décomposition. Quelquefois, enfin, on ne trouve absolument aucune bactérie dans les liquides purulents exposés au contact de l'air. Il est, au reste, acquis, depuis longtemps, que le pus est un liquide difficilement altérable.

De ce côté, l'accord n'est donc pas complet. Il semble cependant résulter des observations les plus récentes que les bactéries se rencontrent toujours en assez grand nombre à la surface des plaies exposées, et cela, quelle que soit le mode de pansement adopté (Bastian, Demarquay, Gosselin, etc.). Leur nombre et leur développement seraient en rapport, d'après Bouloumie, avec l'état bon ou mauvais des plaies et des blessés. Les micro-organismes ont également été constatés dans le liquide des vésicules de l'érysipèle, dans les tissus envahis par cette altération morbide, dans la diphtérite des plaies, la pourriture d'hôpital, etc. On a signalé leur présence dans le sang des érysipélateux (Nepveu), des pyémiques (Klebs, Sanderson, Nepveu) ; des malades

ayant succombé à l'infection putride aiguë ou chronique ;
de même qu'on les rencontrait dans le sang putréfié et dans
tous les liquides putrides et septiques.

Ce dernier fait cependant ne semble pas encore hors de
toute discussion. Bastian, Billroth, n'ont que fort rarement
trouvé des bactéries dans le sang vivant, et Bastian, Lan-
dau, Goodlee, Moxon, ont vainement examiné le sang de
blessés atteints de pyémie et de septicémie ; jamais le microscope n'a dévoilé dans ce liquide la présence de micro-
organismes.

Comme pour obscurcir encore davantage ces questions si
débattues, d'autres observateurs, également compétents,
Recklinghausen, Waldeyer, Hueter, Ranier ont constaté
dans les foyers métastatiques ou emboliques de la pyémie,
l'existence de véritables amas de bactéries. On le voit trop
clairement, chaque fait mis en avant est immédiatement
controuvé par de nouvelles observations, et les expériences
se multiplent, les travaux s'accumulent, sans que la solution
du problème paraisse avancer d'un seul pas. La première
cause en est dans les difficultés de l'expérimentation, dans
la délicatesse qu'exigent de semblables recherches, dans les
précautions infinies qu'elles nécessitent pour se mettre à
l'abri de l'erreur et de la critique. Une seconde cause d'erreur, c'est l'obscurité qui résulte des caractères indéterminés
ou mal déterminés des organismes microcospiques. Enfin,
trop souvent, l'observateur se laisse entraîner vers les questions de doctrine, ou se heurte à des partis pris contre lesquels il est impossible de lutter.

La présence de vibrions et de bactéries dans le pus des collections sous-cutanées, nous semble difficile à mettre en doute, après les observations de Nepveu, Gosselin, Bergeron, Bouloumie, Billroth. Tout au moins leur existence paraît-elle démontrée pour les abcès chauds des adultes, et nous admettons volontiers avec eux qu'elle indique un état inflammatoire sérieux, une tendance à la décomposition organique, et même un premier degré d'altération putride.

La présence des micro-organismes dans les collections sous-cutanées, s'explique facilement pour ceux qui admettent que les germes des bactéries se rencontrent à l'état normal dans le sang et dans tous les tissus, mais leur transport du dehors, leur origine atmosphérique est plus difficile à comprendre.

Lorsqu'il existe une porte d'entrée, une plaie ouverte, une solution de continuité des téguments, si petite qu'elle soit, les vibrions ou bactéries peuvent par cette voie pénétrer dans l'économie. Lebert, Eberth, Dolschenkow, Luckomsky, admettent cette pénétration directe. Pour d'autres, les bactéries suivent les canaux sanguins ou lymphatiques ; déposées par l'air à la surface des plaies, elles sont fixées par les leucocythes, et transportées par eux dans le sang où elles se multiplient. D'après Danet, incapables de traverser les membranes saines, les bactéries peuvent se frayer un chemin au travers des tissus malades. Cette hypothèse concorde avec les observations de Bouloumie sur l'état des micro-organismes dans les collections purulentes développées au voisinage des plaies exposées.

Les bactéries de la putréfaction constituent-elles une espèce distincte? Les micro-organismes qui vivent dans les liquides putréfiés à la surface des plaies, sont-ils exactement les mêmes que les organismes rencontrés dans le sang des blessés qui succombent à l'infection putride? Les diverses altérations locales des plaies, diphtérie, pourriture d'hôpital, érysipèle, sont-elles dues à l'action des micro-organismes qui, pénétrant dans le sang, vont donner naissance à la septicémie, à la pyémie, à la fièvre puerpérale, ou chacune de ces affections, que la clinique distingue, résulte-t-elle de l'action d'un agent spécifique, d'un microphyte particulier?

A ce point de vue de la spécificité, la question est encore bien peu avancée. D'après Billroth, C. Robin, Nepveu, aucune distinction ne peut être faite jusqu'à présent, entre les organismes microscopiques que l'on rencontre dans les humeurs de l'homme sain, dans les infusions végétales en décomposition et dans les liquides septiques des plaies. Rien n'autorise à considérer les bactéries, les germes, comme un état primitif d'espèces différentes, et jamais ces espèces n'ont été démontrées. Cette théorie de la non-spécificité des bactéries est également défendue par Leplat et Jaillard, par Lemaire, par Béchamp, et d'une façon générale par tous les observateurs qui repoussent l'hypothèse de la pathologie animée.

Au contraire, Coze et Feltz, Klebs, Davaine, considèrent la bactérie de la putréfaction comme un organisme spécial, et le désignent par les noms de *Microsporon septicum*, bactéridie, coccobactérie septique.

Sanderson va plus loin dans cette voie. Il admet des formes communes de micro-organismes, et des formes spécifiques donnant toujours lieu à la même maladie. Ces dernières paraissent surtout déterminer les affections locales des plaies, érysipèle, pourriture d'hôpital (Colms, Luckomsky), tandis que les formes communes seraient en rapport avec les accidents généraux de septicémie et de pyémie.

Beau, chirurgien de la marine, est l'auteur d'une ingénieuse hypothèse, à laquelle il ne manque que la démonstration. Il attribue les accidents locaux des plaies à l'action de spores végétales (microphytes), et les infections putrides à la pénétration et au développement dans le sang de germes d'infusoires (microzoaires), déposés à la surface des plaies par l'air extérieur.

Nous croyons que, dans l'état actuel de la science, jusqu'à ce que des recherches plus attentives ou des grossissements plus considérables aient permis de distinguer parmi les micro-organismes des espèces bien et nettement caractérisées, l'hypothèse de germes spécifiques ne peut pas être acceptée.

Admettant donc que l'air dépose à la surface des plaies exposées, les germes d'organismes microscopiques, de vibrions, de bactéries, qui trouvent, dans les conditions ordinaires de ces plaies, chaleur, humidité, présence de matières organiques, de grandes facilités pour leur développement et leur multiplication rapide ; il nous reste à examiner quel rôle jouent ces infiniment petits dans les accidents qui compliquent si souvent les solutions de continuité.

Et, d'abord, la présence des bactéries est-elle indispensable au développement de la fermentation putride? Telle est l'opinion de Pasteur, aujourd'hui partagée par le plus grand nombre. Cependant cette opinion a trouvé des contradicteurs. Nepveu ne la croit pas démontrée; Hiller la rejette absolument; Douglas, Owen, et bien d'autres avec eux, préfèrent la théorie chimique de Gay-Lussac, l'hypothèse de Liebig, ou restent prudemment sur la réserve. Nous n'avons pas à formuler une opinion sur les diverses théories de la fermentation en général, et nous n'hésitons pas à avouer notre incompétence sur un sujet étudié par les plus illustres savants. Nous ne voulons pas davantage disserter sur la cause de la décomposition ammoniacale de l'urine dans une vessie où l'air n'a jamais pénétré; sur la fétidité et la putridité évidentes du pus ou des liquides enclos dans certaines poches sous-cutanées; mais ces faits nous semblent constatés de façon positive et tout aussi indiscutables que l'apparition d'accidents septicémiques et pyémiques, à la suite de lésions profondes, de processus suppuratifs accomplis tout à fait en dehors du contact de l'air.

Peut-être aussi, est-ce forcer l'analogie que de vouloir identifier les décompositions putrides, les altérations septiques qui se font aux dépens des tissus et des humeurs, au dedans ou à la surface du corps, avec la fermentation putride ou la putréfaction ordinaire. Puis, les germes, les spores qui flottent dans l'atmosphère, sont-ils donc nécessairement le seul principe actif de ce fluide, et ne peut-on concevoir la présence, dans l'air, de substances différentes,

gazeuses peut-être, qui rendent mieux compte de la production de ces accidents que nous observons journellement.

Quoi qu'il en soit de ces hypothèses, nous avons à examiner le rôle des bactéries dans le développement des accidents qui compliquent les plaies exposées. Ces accidents se ,
divisent naturellement en deux classes : accidents locaux et
accidents généraux. Dans les premiers, l'altération des plaies
est manifestement le phénomène primitif, et souvent le
seul phénomène morbide. L'économie ne semble atteinte
que si la lésion locale prend une étendue très-considérable.
Dans les seconds, au contraire, il est permis de se demander si la plaie est ou n'est pas la porte d'entrée de l'agent
morbifique.

Dans l'hypothèse de la pathologie animée, les micro-
organismes sont l'agent nécessaire des altérations locales des
plaies; la maladie devient une affection parasitaire dans la
stricte acception du mot.

Diphtérite. Pourriture d'hôpital. — Cette affection généralement attribuée à l'action d'un agent inconnu dans sa
nature, d'un miasme résultant de l'encombrement des
blessés, devient avec Roser, Eberth, Beau, une maladie
parasitaire due au développement d'un microphyte dont les
spores ou germes (micrococcus de Cohn), sont déposés par
l'air à la surface des plaies ouvertes. Cette théorie, acceptée
par Sanderson, défendue par Hueter, Nassilof, Dolschenkoff,
Letzerich, Œrtel, présente, il faut l'avouer, beaucoup de
points attrayants. Cependant les essais de culture et de

transplantation n'ont pas donné de résultats assez positifs, pour qu'on soit autorisé à admettre la présence et la multiplication d'un microphyte particulier comme cause unique et nécessaire de l'altération locale. La marche de l'affection dans la diphtérie, dans la pourriture d'hôpital légère, concorde bien avec le mode de propagation d'un parasite ; la destruction des parties atteintes supprime complétement tous les accidents. Cependant, dans l'épidémie de pourriture qui sévit sur les blessés réunis à Versailles pendant le second siége de Paris, au moment de sa plus grande intensité, il nous a été donné d'observer quelques cas, où les symptômes généraux ont semblé précéder l'altération locale des plaies. Peut-être y a-t-il eu erreur de notre part. Mais, si l'on admet que les germes morbides sont tenus en suspension dans l'air des salles de malades, force est également de reconnaître qu'ils ne se développent et se multiplient que dans certains états des plaies, amenés par l'encombrement des blessés. En dehors de ces conditions, non-seulement les germes ne se développent pas, mais encore leur multiplication s'arrête, et les plaies altérées se détergent et arrivent spontanément à guérison. Les formes diverses de la maladie peuvent s'expliquer par la multiplication plus ou moins active du parasite ; mais les éléments du problème ne sont que déplacés, puisqu'il reste à déterminer quelles sont les modifications du milieu atmosphérique, nécessaires à la croissance du parasite spécial à cette altération des plaies. Il reste donc encore bien des points à élucider.

Érysipèle. — L'érysipèle, comme la pourriture d'hôpital, est considéré, par certains auteurs modernes, comme une maladie parasitaire, les germes ou spores du parasite étant déposés par l'air à la surface des plaies. Cette opinion s'appuie tout d'abord sur ce fait, généralement admis aujourd'hui, que tous les érysipèles, même ceux que l'on désigne encore sous le nom de médicaux ou spontanés, s'accompagnent toujours, ainsi que les érysipèles traumatiques ou chirurgicaux, d'une plaie ou d'une écorchure, si petite qu'on la suppose. Cette affection du revêtement épidermique est la porte d'entrée du parasite ; mais déjà les dissidences sont plus nombreuses que pour l'affection précédente. C'est qu'en effet, l'érysipèle ne reste que peu de temps une maladie purement locale et sans retentissement sur l'économie. Il s'accompagne toujours d'une fièvre violente, de symptômes généraux, d'une élévation de la température du corps, de frissons, qui apparaissent dès son début, alors que l'affection locale se traduit à peine au dehors.

Volkmann, Steudener, Orth, Sanderson, admettent la nature parasitaire de l'érysipèle, mais ce dernier ne considère pas la bactérie comme un agent nécessaire et spécifique, ainsi que le fait Luckomsky. Pour Thoresen, les vibrions seraient bien la cause agissante de la maladie, mais leur multiplication ne serait possible que dans certaines conditions spéciales dont il ne définit pas la nature. Gosselin et Maurice Raynaud restent également dans la réserve quant à la nature de l'agent infectieux. Si Luckomsky, Orth, Volkmann, ont constaté la présence des bactéries dans les tissus

altérés, jusqu'à la limite et même un peu au delà du bour-
relet des plaques érysipélateuses, en bataillons serrés, suivant
leurs propres expressions ; si Nepveu a rencontré ces micro-
organismes dans le sang vivant des malades, Renault n'en
fait pas mention, et Hiller considère cette théorie comme une
erreur d'observation. Il n'a pas plus rencontré de bactéries
dans les tissus érysipélateux, qu'il n'a pu retrouver les modifications des globules rouges décrites par Hueter comme
résultat de leur action. De leur côté, Hayem et Ollier, en
injectant sous la peau les liquides érysipélateux bactérifères,
ne sont pas parvenus à reproduire la maladie.

On est donc en droit de se demander, avec A. Forget, si
l'érysipèle n'est pas tout simplement la conséquence de
l'action irritante de l'air sur les nerfs et les vaisseaux mis à
nu, et avec Hiller si cette affection ne résulte pas de l'action
d'un poison chimique formé aux dépens des matières albumineuses en décomposition. Nepveu, après avoir constaté
la présence des bactéries dans le sang des érysipélateux,
reste cependant dans le doute. Il se demande si l'affection
est due à la pénétration directe et à l'action sur l'économie
des germes parasites, déposés par l'air à la surface des plaies,
ou si une altération antérieure des liquides n'est pas nécessaire à leur développement. En effet, la théorie parasitaire
rencontre toujours la même objection. Si les germes existent
constamment dans l'atmosphère, s'ils sont déposés par l'air
à la surface des plaies, et ne se développent que dans certaines conditions, c'est que les parasites ne sont pas la cause
efficiente de la maladie, mais un simple phénomène acci-

dentel. Il reste toujours à déterminer les conditions physiques, chimiques ou vitales qui permettent leur multiplication.

Accidents généraux. — Les discussions sont encore plus vives, les théories plus nombreuses, les opinions plus variées, lorsqu'il s'agit d'expliquer les accidents généraux des plaies exposées. Les divergences d'opinion que nous avons signalées à propos de l'existence des micro-organismes dans le pus, le sang et les liquides putréfiés, dans les tissus et le sang vivant des individus sains ou malades, suffisent pour le faire prévoir.

Tout d'abord, ces accidents généraux, ces infections, si l'on veut, sont loin de se présenter toujours avec le même cortége de symptômes. La clinique y a, depuis longtemps, distingué des formes, sinon des espèces tout à fait distinctes, et ce n'est que dans ces dernières années que l'hypothèse d'une origine commune, d'une entité morbide, à formes diverses, a rencontré des partisans convaincus.

L'infection purulente, l'infection putride aiguë et chronique, la fièvre puerpérale, la fièvre traumatique, ne sont-elles que des formes différentes d'une seule et même maladie, la septicémie? Telle est l'opinion que semblent admettre aujourd'hui Maisonneuve, A. Guérin, Lister, Billroth, Verneuil, avec quelques légères dissidences dans l'explication ou l'interprétation des faits.

Moins nombreux sont actuellement les chirurgiens qui, avec Chassaignac, Legouest, Robin, maintiennent l'ancienne

distinction d'origine et de nature entre l'infection putride
et l'infection purulente. La longue et savante discussion de
la société pathologique de Londres (1875) sur la pyémie
montre bien la valeur et les diverses significations qui peuvent être attribuées à ce terme. Pour nous, la théorie de
l'identité semble la plus vraie, et nous croyons que ces diverses infections septiques sont, non des espèces morbides
différentes, mais des formes diverses d'une seule espèce résultant des conditions variables de la plaie et des blessés;
de la septicité plus ou moins grande des produits absorbés.
Dans cette hypothèse, les diverses formes de l'infection
putride, chronique, aiguë ou suraiguë, sont produites par
la pénétration dans l'économie de liquides septiques plus
ou moins actifs, pendant que, dans l'infection purulente,
l'action de particules solides, jouant le rôle d'embolies,
s'ajoute à l'empoisonnement général produit par l'entrée
dans le sang de liquides putrides.

Examinons maintenant les multiples hypothèses mises en
avant pour expliquer la genèse de ces accidents.

1° *Théorie parasitaire.* — Avec Nepveu, nous considérons
comme théorie parasitaire, l'hypothèse qui attribue à l'introduction et à la multiplication rapide de micro-organismes
dans l'économie, les accidents généraux des plaies exposées.
Les vibrions ou bactéries n'agissent qu'en détruisant la matière organique pour en faire leur nourriture, pour y puiser
les éléments nécessaires à leur développement. Ils ne possèdent par eux-mêmes aucune propriété, soit nocive, soit

toxique. Ils n'agissent, suivant la comparaison de Pasteur,
que comme des êtres vivants qui, dans leur lutte pour
l'existence (*struggle for life* de Darwin), l'emportent sur les
éléments organiques. Pasteur nous paraît devoir prendre
place en tête des défenseurs de cette théorie admise par Coze
et Feltz, par Tyndall, Davaine, Fayrer, etc., quoique d'une
façon déjà un peu moins explicite et sans définir avec précision le rôle dévolu aux organismes inférieurs.

Contre cette hypothèse les objections sont nombreuses :
injections de liquides bactérifères, soit chez les animaux,
soit chez l'homme lui-même, n'ayant déterminé aucun accident (Onimus, Colin, Traube, Gscheidlen, Miller), etc.;
rareté des bactéries dans le sang vivant des malades (Bastian, Billroth, Moxon, etc.), et même dans nombre de liquides putrides et toxiques; impossibilité de constater un
rapport quelconque entre la proportion relative des micro-
organismes dans le sang et la gravité des accidents infectieux.

2° Dans une seconde hypothèse, les bactéries joueraient
le rôle d'organismes sécréteurs du poison (Berthelot, Lister).
Pour ce dernier, les bactéries contiennent un composé chimique qui agit sur les matières albumineuses, à la façon
d'une émulsine. Quoi qu'il en soit des explications, cette
théorie peut être combattue par les mêmes objections que
la précédente. On peut admettre, toutefois, que le poison
septique est sécrété par les bactéries contenues dans les
liquides putrides qu'on rencontre toujours à la surface des
plaies exposées, et que, versé ou dissous dans ces liquides,

il est absorbé avec eux et pénètre ainsi dans le sang. Mais, pour que cette supposition puisse entraîner les convictions, encore faut-il isoler ce poison et déterminer [dans quelles conditions il est sécrété.

Ainsi comprise, et excluant comme cause *indispensable*, *nécessaire*, des accidents infectieux, la présence des bactéries dans le sang, cette hypothèse se rapprocherait de celle du virus traumatique considéré comme un corps chimique, une substance isolable, la sepsine de Bergmann et de Verneuil.

Mais alors, comment comprendre que des liquides chargés de bactéries ne produisent aucun accident lorsqu'ils sont injectés dans le sang? Comment expliquer la présence de millions d'organismes microscopiques dans des liquides, des sécrétions normales, sans que celles-ci présentent jamais la moindre propriété toxique? Le revêtement épithélial est-il donc un obstacle suffisant à l'absorption de ces produits? Comment les ulcérations si fréquentes du larynx, des bronches chez les tuberculeux, ne sont-elles jamais suivies d'accidents infectieux? Les hypothèses, il est bon d'en convenir, sont faciles à faire et aisées à soutenir, car on trouve toujours quelques faits à l'appui ; mais ces théories sont également faciles à renverser, car des expériences contradictoires viennent à l'instant les battre en brèche.

3° Le poison putride est produit par l'action des bactéries sur les matières albuminoïdes. Tel est l'hypothèse de Béchamp. Les matières fermentescibles se transforment sous l'influence d'une zymase sécrétée par les bactéries, et deviennent ainsi capables de servir à la nourriture de ces

organismes. Nous savons, au reste, que, pour le professeur
de Montpellier, la bactérie n'est que l'état de développement du microzyma ou de la granulation moléculaire exis-
tant normalement dans tous nos tissus, et susceptible d'évo-
luer sous certaines influences assez mal déterminées. Pour
lui, comme pour de Ranse, le rôle des organismes inférieurs dans la production des phénomènes putrides n'est
en somme que secondaire et accessoire.

4° Dans une quatrième hypothèse, les bactéries ne sont
que les porteurs des agents virulents, sans jouir par elles-
mêmes de propriétés toxiques. Cette théorie est une des
plus répandues. Mais, tout en refusant de considérer les
agents virulents comme un poison chimique défini, comme
un composé fixe et isolable, les auteurs ne sont pas d'accord
sur la nature de ces produits toxiques. Cette doctrine existe
en germe dans les travaux de Chalvet ; elle est actuellement
adoptée par Samuel, Sanderson, Stricker, etc. D'après
Billroth, les coccobactéries sont les porteurs et les multipli-
cateurs de ce qu'il appelle les zymoïdes phlogistique et putride, sous l'influence desquels se forme un corps toxique,
inodore, cause immédiate des accidents septicémiques par
sa pénétration dans le sang. Pour Leplat et Jaillard, les bactéries ne peuvent tout au plus jouer que ce simple rôle, car
elles ne possèdent par elles-mêmes aucune propriété toxique ;
elles ne font que l'emprunter aux liquides virulents ou putrides dans lesquels elles se sont développées.

Cette hypothèse, on le voit, laisse derrière elle de nouvelles inconnues et ne fait que déplacer le problème. Si les

bactéries ne sont que des agents de transport, il reste toujours à démontrer la nature du principe actif auquel les liquides putrides doivent leurs propriétés infectieuses.

5° Pour quelques chirurgiens, les accidents généraux des plaies exposées seraient dus à l'introduction dans le sang d'un véritable poison, d'un composé chimique plus ou moins défini, que Richardson désigne sous le nom de septine, sans avoir jamais pu réussir à l'isoler. Verneuil a défendu cette doctrine avec un grand talent et une conviction profonde devant l'Académie de médecine (1871). L'agent toxique, cause des divers accidents septiques, dont la nature est toujours la même, serait, pour le savant professeur, la *sepsine* de Bergmann, virus traumatique, résultant d'une action chimique inconnue, exercée par l'air sur les éléments organiques mis à nu. Zueller admet également l'existence d'un alcaloïde putride, nécessaire à l'évolution des bactéries, et Panum considère la présence de la sepsine comme indiscutable, tout en laissant supposer qu'elle peut être le résultat de la vie des bactéries.

Dans l'hypothèse de la sepsine, les organismes inférieurs imprégnés de liquides septiques pourraient encore, dans certains cas, devenir le véhicule du poison. La plus ou moins grande quantité de septine introduite dans l'économie, la lenteur ou la rapidité de son introduction, expliquent la variété de gravité des accidents infectieux. Malheureusement, l'existence de la sepsine, à l'état de composé chimiquement défini, est encore mise en doute ; et, fût-elle démontrée, qu'il resterait à expliquer pourquoi le poison se forme dans tellés circonstances, et pas dans d'autres, identiques en apparence; qu'il resterait à préciser exactement les conditions nécessaires à sa production.

Après ce rapide exposé de la question, on comprend facilement que, pour la majorité des médecins, le rôle des organismes inférieurs dans le développement des accidents des plaies exposées est et doit rester à l'étude. Sans permettre de nier complétement l'action des bactéries, les recherches les plus récentes, en démontrant qu'elles existent dans les liquides qui baignent la surface des plaies, quel que soit l'état de ces plaies, quel que soit le mode de pansement, doivent porter à une prudente réserve. Comment admettre, en effet, que les bactéries jouissent de propriétés toxiques ou septiques indiscutables, quand on les rencontre en nombre infini à la surface des plaies de belle apparence, en voie de guérison, sans qu'il y ait la moindre fièvre ; lorsqu'on les voit impunément déposées sur les ulcérations de la trachée, du larynx et dans les cavernes pulmonaires pendant des mois et des années. On se sent entraîné à les considérer, non comme la cause, mais comme un phénomène accidentel de la décomposition putride. Dans la théorie des germes, toute plaie est un foyer d'infection putride. Une barrière bien fragile met l'économie à l'abri de la pénétration des organismes infectieux. Mais, en admettant que l'obstacle est suffisant, encore faut-il démontrer qu'il y a rupture chaque fois qu'éclatent des accidents fébriles septicémiques. Or cette démonstration ne paraît pas faite jusqu'à présent.

En Angleterre, la vieille théorie chimique de la putréfaction trouve de nombreux partisans dans la discussion
ouverte à la Société pathologique de Londres. En France,
l'hypothèse miasmatique, malgré ses obscurités, semble
regagner le terrain un moment perdu. Devant les résultats
contradictoires des observations et des expériences, devant
l'impossibilité de faire concorder les faits avec les doctrines
de la pathologie animée, on se reprend à admettre l'existence
de cet agent inconnu dans son essence, mais démontré par
ses effets, le *miasme putride*. L'éclectisme, dans une question
aussi obscure, semble encore le plus sage parti.

Mais notre but, dans cette étude, n'est pas de préciser la
nature des agents ou de l'agent infectieux, mais bien de
rechercher si le contact, la présence de l'air atmosphérique
est nécessaire à sa production. Une plaie *exposée* est-elle
une condition indispensable au développement d'accidents
septiques, une plaie *ouverte* est-elle la seule porte d'entrée par
laquelle le miasme puisse pénétrer dans l'économie ? Nous
avons vu qu'à cet égard les opinions étaient contradictoires.

Si la présence de l'oxygène est considérée par un grand
nombre d'auteurs, comme une condition *sine qua non* des
accidents septicémiques, encore quelques-uns admettent-ils
que l'oxygène du sang ou des tissus peut jouer le même
rôle que l'oxygène de l'air. La putréfaction ne serait qu'un
stade plus avancé de la dégénération à laquelle sont incessamment soumis tous les éléments organiques; elle pourrait s'accomplir dans l'économie tout aussi bien qu'à l'air
libre. Les accidents de septicémie aiguë, si fréquents à la

suite des ostéomyélites spontanées et des abcès sous-périos-
tiques, plaident en faveur de cette opinion.

De même que le poison putride peut se former spontanément dans l'organisme, en dehors du contact de l'air extérieur, de même l'existence d'une plaie ouverte ne serait pas
nécessaire à son entrée dans l'économie. A l'appui de cette
idée, les preuves, il faut l'avouer, sont peu nombreuses et
peu convaincantes.

Nous ne pouvons admettre, jusqu'à de plus amples recherches, l'identité de nature de la diphtérie spontanée et
de la pourriture d'hôpital, et nous croyons qu'on pourrait
difficilement citer un seul fait d'érysipèle, développé en
dehors d'une solution de continuité, d'une effraction de la
peau ou des muqueuses, si petite qu'elle soit. Pour ces
accidents locaux, le germe morbide, quelle que soit sa nature, est apporté par l'air extérieur et déposé par lui à la
surface de la plaie. Que ce soit un organisme végétal, un
composé chimique défini, un corps gazéiforme, un agent
putride ou septique inconnu dans son essence; il importe
peu. Il ressort de l'observation clinique que l'air seul est le
véhicule du principe, de l'élément contagieux ou infectieux
qui détermine par son action les altérations des tissus exposés. Les expériences plaident également dans ce sens, et
démontrent que, dans des conditions déterminées, il est
possible de reproduire à volonté ces dégénérations locales
des plaies.

Pour la pourriture d'hôpital, l'agent infectieux est pour
ainsi dire tangible, l'inoculation réussit presque constam-

ment. Il n'en est déjà plus de même pour l'érysipèle, mais les faits se compliquent bien davantage encore, lorsqu'il s'agit de la fièvre traumatique, de la fièvre puerpérale, des infections putride ou purulente.

Dans ces cas encore, l'observation clinique, à défaut de l'expérience, doit nous venir en aide. Elle nous montre que ces accidents putrides, fréquents dans le cas de plaies *exposées*, sont, pour ainsi dire, exceptionnels dans les lésions sous-cutanées, si grande que puisse être la déchirure ou l'altération des tissus. Ici, la suppuration, la décomposition putride est un phénomène exceptionnel; dans les plaies contuses, elle est la règle générale. D'où qu'elle vienne, l'action nocive de l'air ne peut donc être complétement rejetée.

L'observation nous démontre de plus que, dans certaines conditions de milieu, les accidents graves des plaies prennent une fréquence inaccoutumée. Que l'état du blessé, que ses conditions de santé générale, influent sur la fréquence et la gravité de la septicémie, il est impossible de le nier complétement. Et cependant, qui n'a vu les hommes les plus robustes, avec les mêmes plaies et même avec des lésions plus légères, atteints par l'érysipèle, l'infection putride aiguë, la pyémie, tout aussi rapidement que des hommes malingres et épuisés? Qui ne connaît la gravité des amputations traumatiques, si bien mise en relief par les statistiques de Malgaigne? N'est-ce pas la pyémie, la septicémie aiguë qui enlève le plus grand nombre de ces opérés?

La nature des plaies, leur siége, leur profondeur ont une

4

influence plus manifeste encore. Les plaies simples des
parties molles, quoique de grande étendue, guérissent le
plus aisément. Les tissus sains mis à jour par le couteau du
chirurgien offrent aux agents infectieux une porte d'entrée
dangereuse. Les tissus indurés, chroniquement enflammés,
opposent à leur introduction dans l'économie une barrière
plus difficile à franchir. Les lésions articulaires, les fractures
compliquées des os, sont la source la plus commune des
accidents infectieux. C'est que ces lésions s'accompagnent
presque forcément de fusées purulentes étendues, de foyers
profonds et anfractueux, où les liquides s'accumulent et
arrivent au summum de la décomposition putride. Que ces
foyers soient lavés avec soin, largement ouverts, mis à
l'abri de l'air, et, d'un jour à l'autre, on voit souvent les
accidents s'amender.

Mais l'influence la plus puissante sur le développement
et la gravité des accidents infectieux, l'influence la mieux
reconnue, est celle des milieux atmosphériques où sont plon-
gées les plaies. Rien ne semble davantage vicier ce milieu
que l'encombrement ou l'accumulation des malades et des
blessés dans des locaux trop petits et dans lesquels l'air n'est
pas suffisamment renouvelé.

Dans ces conditions, l'air présente-t-il une modification
constante et uniforme, soit de ses propriétés physiques, soit
de sa composition chimique? Jusqu'à ce jour, ni l'observation ni l'expérience n'ont fait constater une telle modification, et cependant l'odorat accuse souvent cet état de
viciation de l'atmosphère des lieux confinés.

L'examen microscopique ne fait pas voir, dans ce milieu atmosphérique, un nombre bien plus considérable de bactéries ou de germes en suspension ; il n'y montre pas d'espèces nouvelles en voie de développement ou de multiplication. Mais, en l'absence de ces micro-organismes spécifiques, on rencontre dans l'air des salles d'hôpitaux et d'ambulances, on rencontre, en autant plus grand nombre que l'encombrement des blessés dans ces locaux est plus considérable et plus ancien, des globules de pus, des cellules épithéliales, des débris organiques imprégnés des liquides des plaies ; et la vapeur d'eau, qui s'exhale de la surface des solutions de continuité et du corps des malades, entraîne peut-être avec elle ces particules odorantes dont nous signalions tout à l'heure la constance. Peut-être s'est-on trop vite écarté de l'observation de ces faits journaliers, pour entrer, avec Pasteur, dans l'hypothèse de la pathologie animée.

Les germes existent partout ; on les rencontre aussi bien dans l'air des campagnes que dans l'atmosphère des villes, et les plaies guérissent parfaitement malgré le contact de ces germes. Au contraire, les miasmes, les particules organiques émanées des plaies, ne peuvent se produire et se répandre dans l'air, qu'autant qu'il existe une solution de continuité, ou une lésion des tissus de nature encore mal déterminée. On comprend ainsi que, non-seulement le malade puisse s'infecter lui-même ; mais encore que, générateur et source de l'agent infectieux, il le répande dans l'atmosphère qui devient, à son tour, le propagateur de l'infection.

Aller plus loin, vouloir expliquer la nature intime de ces miasmes organiques et leur mode d'action sur l'économie, c'est franchir les bornes des connaissances acquises jusqu'à ce jour.

La doctrine la plus répandue touchant l'action de l'air sur les plaies est, encore aujourd'hui, celle qui tient compte à la fois de l'action physique, chimique et miasmatique de ce fluide ; ce dernier terme comprenant les modifications de nature encore douteuse ou inconnue qui constituent les viciations de l'atmosphère, dont nous parlions tout à l'heure. Jules Guérin, Blanc, Roser, Piorry, Bastian, Gosselin, etc., se rattachent à cette opinion qui ne rejette pas complétement l'influence des germes-ferments apportés par l'air, mais refuse de la considérer comme une cause, *sine qua non*, des accidents des plaies. L'air n'est pas un agent indispensable dans la production des infections septiques, mais son action est incontestablement des plus considérables. Quant à l'existence de miasmes spécifiques, soupçonnée par Gosselin, admise par Chauveau, elle n'a pas encore été démontrée.

C'est de ce côté que doivent se porter les recherches futures. Tous les moyens d'investigation que la science met aujourd'hui à notre disposition doivent être utilisés pour de nouvelles expériences. Les conditions physiques de l'atmosphère nosocomiale seront étudiées avec le plus grand soin : température, état hygrométrique, pression atmosphérique, état électrique.

L'analyse chimique appliquée à l'examen de l'air vicié des

hôpitaux et des lieux encombrés, en agissant sur de grandes quantités de ce fluide, y démontrera peut-être l'existence de composés jusqu'ici méconnus. Il en sera de même de l'analyse des liquides sécrétés par les plaies, aux diverses périodes de leur évolution, et principalement dans les moments où les accidents septicémiques se montrent sous forme d'épidémie. Enfin le microscope sera utilisé pour l'examen de l'air confiné, des poussières qu'il dépose sur tes filtres de coton, des liquides obtenus par la condensation de la vapeur d'eau qu'il renferme. Quel que soit le résultat de ces recherches, certaines expériences peuvent être entreprises sur les animaux, en se plaçant, autant que possible, dans les conditions de l'observation clinique. Des plaies superficielles et profondes, des plaies contuses, des fractures compliquées, seront soumises au contact permanent d'un air purifié par filtration, et dont on fera varier la température, l'état hygrométrique et électrique. De vastes manchons hermétiquement appliqués à la racine des membres, et où l'air circulera, permettront de placer les plaies dans ces conditions et de les y maintenir pendant le temps nécessaire à l'observation.

L'appareil à incubation de Guyot, ou tout autre du même genre, sera mis en usage pour ces expériences, en remplaçant l'air ordinaire par de l'air purifié, de l'azote, de l'oxygène, de l'acide carbonique ou sulfhydrique, etc., dont le renouvellement variera lui-même, suivant le but de l'étude. En ajoutant à l'air de l'hydrogène sulfuré, de l'ammoniaque, on constatera les propriétés et l'influence de ces gaz sur la marche de la cicatrisation. L'air recueilli au sortir de l'appareil sera analysé avec un soin extrême, pour se rendre compte des modifications qu'a pu lui faire subir le contact de la plaie. Préférablement aux injections de gaz divers ou d'air ordinaire, purifié ou vicié dans des plaies sous-cutanées, expériences qui nous semblent trop s'éloigner des conditions ordinaires des solutions de continuité exposées, on se contentera de pratiquer et d'abandonner des plaies ouvertes dans ces atmosphères différentes, notant avec le plus grand soin les phénomènes locaux et généraux qui viendraient à se produire.

Nous pensons, pour la même raison, que les infections de liquides putrides et bactérifères, de pus, de sang dilué, de solutions chimiques, dans le tissu cellulaire sous-cutané comme dans les vaisseaux, ne peuvent donner de résultats probants. Jamais les matières putrides, jamais les liquides septiques ne pénètrent ainsi dans l'économie. Les plaies absorbent à toutes leurs périodes d'organisation (Demarquay), mais cette absorption ne s'exerce que sur les corps dissous, ou peut-être tenus en suspension dans les liquides qui les baignent. Mieux vaut donc déposer simplement les liquides en expérience à la surface des plaies.

On voit tout de suite les difficultés considérables, insurmontables, peut-être, que doivent présenter des expériences aussi nombreuses et aussi compliquées. Il nous paraît évident, cependant, qu'on ne peut arriver à la connaissance si intéressante de l'action de l'air sur les plaies qu'en analy-

sant successivement l'influence de chacun des éléments de
ce fluide à l'état d'isolement parfait.

Si, jusqu'à ce jour, les recherches entreprises n'ont abouti
qu'à des résultats trop souvent contradictoires, ce n'est pas
une raison suffisante pour désespérer d'arriver jamais à la
solution du problème. La question présente un intérêt
immense, tant au point de vue humanitaire qu'au point de
vue scientifique. Si la cause unique des accidents des plaies
résiste dans le contact de l'air atmosphérique, cette action
éliminée, toute plaie doit naturellement marcher sans en-
combre vers la guérison. Si les infections putrides résultent
de la contamination des plaies par des germes ferments, il
faut, ou détruire ces germes, ou s'opposer à la genèse des
conditions nécessaires à leur développement et à leur multiplication. Les diverses doctrines que nous venons d'examiner dans cette étude se sont traduites dans la pratique
chirurgicale par l'adoption de méthodes de traitement des
plaies, dont la valeur n'est pas définitivement jugée. Ce
serait sortir du cadre que nous nous sommes tracé que
d'aborder la question si délicate et si complexe des divers
modes de pansement.

Conclusions.

1° L'air atmosphérique exerce sur les plaies une action
manifeste et incontestable. Cette action est rarement favorable. Le contact de l'air est ordinairement un obstacle à la
marche naturelle des solutions de continuité vers la cicatrisation ;

2° L'air exerce sur les plaies une action directe ou locale, et de plus une action indirecte par son influence sur l'état de santé générale du blessé. Cette action indirecte, favorable quand l'atmosphère est pure et dans des conditions moyennes de température, d'état hygrométrique et électrique, devient nuisible dans les conditions extrêmes de froid et de chaleur, de sécheresse et d'humidité, auxquelles l'économie n'est jamais indifféremment soumise ;

3° L'air exerce sur les plaies une influence locale nuisible, par son action physique et chimique, qu'il soit par ailleurs, chargé ou dépouillé de particules étrangères en suspension ;

4° L'action physique de l'air est de nature irritative. Elle varie avec sa température, son état hygrométrique et électrique, ses conditions de repos ou d'agitation et la durée de son contact. Elle s'exerce sur les éléments anatomiques et les tissus divisés et mis à nu ; elle s'exerce également sur les liquides épanchés ou sécrétés, dont elle retarde ou accélère la décomposition ;

5° L'action chimique de l'air est également une action irritante et une action de décomposition, s'exerçant à la fois sur les tissus mis à nu, sur les éléments anatomiques privés de vie et sur les liquides qui les baignent. Elle semble devoir être attribuée presque en entier à l'oxygène qui entre dans la composition de l'atmosphère. Mais la putréfaction des tissus et des liquides exposés au contact de l'oxygène entraîne de son côté la formation de composés chimiques définis (acide sulfhydrique, ammoniaque, carbonate et

sulfhydrate d'ammoniaque, leucine, tyrosine, acide buty-
rique, etc.), et de substances non définies (septine-sepsine,
gaz putrides). Ces corps, dissous ou tenus en suspension
dans les liquides exhalés, exercent sur les plaies par contact
direct et sur toute l'économie par absorption ou pénétration
directe, une action nocive et malfaisante qu'il nous paraît
impossible de mettre en doute. Cette action s'exerce sur le
blessé par sa plaie; sur les blessés voisins, également par
leurs plaies, mais surtout, peut-être, par la voie pulmonaire,
lorsque les substances en question sont transportées et déposées par l'air atmosphérique sur ces surfaces absorbantes;

6° Mais l'action la plus avouée et la moins contestable
qu'exerce sur les plaies l'air atmosphérique, est celle qu'il
emprunte aux éléments étrangers qu'il tient constamment
en suspension, ou par lesquels il est accidentellement vicié.
Ces éléments sont-ils uniquement les germes d'organismes
inférieurs qui, trouvant dans les plaies des conditions favo-
rables, s'y multiplient avec rapidité et envahissent ensuite
toute l'économie? Ainsi l'admet la théorie des germes, la
doctrine parasitaire. Nous avons donné les raisons qui s'opposent à l'adoption exclusive de cette hypothèse. Nous avons
essayé de démontrer que l'air ne possédait une influence
pernicieuse que dans certaines conditions spéciales. Pour
nous, la plaie ouverte, exposée, joue un double rôle dans
la production des accidents septiques. Elle est la source des
miasmes ou agents infectieux, qui se forment au contact de
l'air et par l'action de ce fluide. Mais, de plus, c'est par son
contact avec cette plaie que l'air se charge du principe ou

miasme septique et vicié, qu'il devient à son tour le véhicule et le propagateur le plus ordinaire de l'agent infectieux. C'est lui qui le dépose à la surface des plaies jusque-là restées saines, et la solution de continuité se trouve ainsi et la source du poison et la porte d'entrée qui lui permet d'envahir l'économie entière. On comprend ainsi que le blessé puisse et s'infecter lui-même et verser dans l'atmosphère le miasme qui, par son action sur les plaies voisines, y détermine les mêmes altérations. De là, la production des épidémies. La nature de l'agent infectieux est encore inconnue, et même les conditions nécessaires à son développement ne sont pas jusqu'ici nettement déterminées. C'est de ce côté que doivent porter les recherches ;

7° Au point de vue pratique, l'air exerçant sur les plaies une action manifestement défavorable, il faut adopter les méthodes de pansement qui mettent à l'abri de cette influence nuisible.

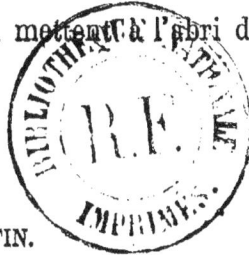

FIN.

Imprimerie de J. DUMAINE, rue Christine, 2.

www.ingramcontent.com/pod-product-compliance
Lightning Source LLC
Chambersburg PA
CBHW050533210326

41520CB00012B/2549